L'INCROYABLE SECRET DE LA RÉUSSITE ET DU SUCCÈS

10

par les techniques de la pensée, la déclaration et la foi positives dans

"LA GUERISON"

Jonathan Mac

ISBN : 9798502659017

Marque éditoriale : Independently published

TOUT EST POSSIBLE A CELUI QUI CROIT

Marc 9 :23

Tout ce que vous demanderez en priant, croyez que vous l'avez reçu et vous le verrez s'accomplir

Marc 11 :24

TABLE DES MATIERES

REMERCIEMENTS

Tous mes remerciements à tous ceux qui m'ont aidé, par leurs conseils et par leur contributions multiformes à me motiver à écrire ce livre.

AVANT-PROPOS

Ce livre est rédigé dans le but de vous amener à révolutionner votre manière de penser qui aura pour conséquences la transformation de votre vie en bonheur.

Il vous aide à ne plus voir votre vie en négativité mais autrement en positivité.

Si vous ne subissez que des échecs à répétition dans un domaine donné ou dans tout autre, ou alors rien ne marche dans votre vie, essayez de suivre les instructions contenues dans ce livre et vous allez en évaluer.

Ne soyez pas trop pressés pour avoir la solution car tout dépend de la manière dont vous allez appliquer ces méthodes de positivité.

Mais, soyez sûr de vous-même et ayez confiance en Dieu qui contrôle toute chose.

Dans ce livre, nous allons nous pencher sur le secret de la réussite et du succès dans :

- La guérison.

N'hésitez pas de contacter le rédacteur de ce livre par e-mail (positive@zak-collections.com) afin de lui faire part de vos témoignages qui vont fortifier d'autres lecteurs.

La réussite et le succès 10 dans "La guérison"

qui vont fortifier d'autres lecteurs.

I. INTRODUCTION

Dans les Saintes Ecritures, Dieu Tout Puissant, en créant l'homme, lui a donné l'autorité et la domination sur toute la création.

C'est ce qui fait qu'il y ait une capacité supérieure à toute cette création qui se meut sur cette terre.

Ainsi, il ne pourra jamais bien dominer ou avancer dans la vie, s'il n'a pas une vision ou un projet et être envahi par des pensées négatives ou instables; car toutes bonnes décisions personnelles sont le fruit d'une bonne attitude positive, d'un esprit apaisé et calme, ajouter à cela, la déclaration positive et la foi positive pour l'accomplissement de celles-ci.

Alors, la ferme assurance dans la positivité crée une réalité palpable exprimée par la réussite et le succès dans tout ce que vous entreprendriez.

II. DIFFERENTES DEFINITIONS

A. La réussite

La réussite est la conséquence positive d'un bon résultat qu'on a réalisé à la fin d'un parcours satisfaisant. Elle démontre qu'on est arrivé, avec un bon aboutissement, à bout d'une épreuve. C'est le triomphe et le couronnement définitif que l'on reçoit en récompense. Elle nous permet d'accéder à une étape suivante dans nos vies.

La réussite est durable et à long terme. Par exemple, si nos études sont sanctionnées par des diplômes, cette réussite restera à jamais gravée dans notre vie et elle ne pourra jamais changer puisque nous détenons une ou des preuves officielles qui sont des diplômes.

La réussite nous donne encore de l'espoir à aller de l'avant, elle nous pousse à projeter nos pensées dans la suite des événements à venir.

B. Le succès

Le succès est la conséquence d'un triomphe ou d'une victoire qu'on a obtenu. Il n'est pas durable à vie comme la réussite mais momentané.

Si l'on remporte successivement des victoires dans différents matchs, dans tout ce que nous entreprenons, automatiquement, ce sont des succès qu'on a durant cette période donnée. Ce succès ne perdurera que si l'on continu toujours à être dans cet état de victoire. Et, si l'on a plus de victoire, le succès tend à disparaitre comme une fumée au fur et à mesure que les jours passent.

A titre d'illustration, les artistes et les joueurs qui régnaient, qui brillaient dans différents stades sportifs, qui attiraient les foules derrière eux et qu'on ne pouvait pas les laisser passer sans pour autant qu'on leur demande l'autographe, qu'on prenne des photos avec eux, avaient du succès à cette époque-là. Mais aujourd'hui, ils ne sont plus considérés comme à l'époque de leur gloire, on peut s'en passer d'eux.

Mais, ceux qui peuvent encore attirer quelques rares personnes curieuses derrière eux, sont ceux qui ont *réussi* à devenir des légendes vivantes.

C. L'homme

L'homme est composé de trois parties :

- Le corps physique humain ;
- Le corps spirituel ;
- L'âme.

Ces trois parties sont liées les unes aux autres. Une dissociation entraine la mort physique. Lors de celle-ci, l'esprit et l'âme se séparent du corps physique et restent attacher ensemble dans toute l'éternité soit pour la mort éternelle ou la vie éternelle.

1. *Le corps physique humain*

Un corps physique humain est le corps matériel qui est visible à l'œil nu. Il est maintenu en vie par l'âme et l'esprit. Le sang et autres fonctions du corps ne servent qu'à lui donner juste la force physique pour se mouvoir.

2. *Un corps spirituel*

Un corps spirituel est un corps invisible qui se trouve dans le corps humain. Il permet de vivifier celui-ci.

3. *L'âme*

L'âme est le siège des émotions, de la conscience, du moral et des sentiments.

D. La création

L'homme n'a pas reçu de Dieu le pouvoir de créer comme le fait Dieu Lui-même mais le pouvoir d'en restaurer ce qui existe ou qui a été déjà créé par Lui.

La pouvoir de la création dont on attribue à l'homme n'est autre que la combinaison ou l'assemblage de ce qui a été déjà créé par Dieu. En réalité, on devrait parler de l'invention ou de la fabrication, car ces deux sont rendues possible grâce à ce qui a été déjà créé par Dieu.

On peut aussi dire que cette possibilité de la création par l'homme est identifiée à ce qui existe déjà quelque part. Par exemple, on peut créer une imagination en soi, des choses existantes dans la vie, celles que l'on n'a pas encore obtenues mais qui ont pris naissance dans nos pensées.

L'homme ne crée pas comme *Dieu qui tire du néant ou de rien et amène à l'existe ce qui n'a jamais existé* mais il fabrique ou invente à base de ce qui existe déjà.

E. La Bible

La Bible est le livre spirituel qui a inspiré beaucoup de personnes de différentes catégories. Elle nous fournit beaucoup de cas de témoignages et d'exemples à suivre dans le cadre de la positivité.

Les miracles décrits dans ce livre sont le fruit de la foi positive.

C'est en la méditant qu'on parvient efficacement à faciliter le renouvellement de notre intelligence.

F. Le renouvellement de l'intelligence

Le renouvellement de l'intelligence est une manière de changer sa façon de penser. C'est un formatage de nos pensées.

On doit faire disparaitre tout ce qui tend à la négativité c'est à dire la convertir en positivité. Si nous demeurons dans la négativité dans nos pensées, ne soyons pas surpris d'en récolter les frais.

Ce que je pense détermine ce que je suis ou je suis ce que je pense tel qui nous est décrit dans le livre de proverbes au chapitre 23, verset 7 "

*'Car **il est** tel que sont les **pensées** dans son âme…".*

L'apôtre Paul décrit la façon de vivre des païens et les conséquences de ce qu'ils sont dans le livre d'Ephésiens 4 :17-18 *"les païens qui marchent selon la vanité de leurs pensées. Ils ont l'intelligence obscurcie, ils sont étrangers à la vie de Dieu…".*

Au moment où nous donnons notre vie à Christ, le Saint Esprit vient restaurer notre mentalité et ensuite la *Parole de Dieu qui est efficace, plus tranchante qu'une épée à deux tranchants, pénétrante jusqu'à partager âme et esprit, jointures et moelles"* (Hébreux 4 :12) met à découvert les pensées négatives.

Ceci change notre manière de penser car l'influence divine œuvre désormais sur nos pensées par le renouvellement de l'intelligence selon la volonté divine afin que nous marchons dans la connaissance selon Dieu pour un vie épanoui et heureuse tel que décrit dans le livre de Romain 12 :2 *"Ne vous conformez pas au siècle présent, mais soyez transformés par le renouvellement de l'intelligence, afin que vous discerniez quelle est la volonté de Dieu, ce qui est bon, agréable et parfait".*

La facilité de renouveler facilement son intelligence n'est pas donnée à tout le monde. Certains, par la grâce divine, peuvent le faire personnellement sans une intervention extérieure, et d'autres ne peuvent le faire par eux même sinon que par l'intervention divine.

G. La repentance

La repentance est le regret et la réparation de ses fautes commises suites à une désobéissance à Dieu.

C'est le rétablissement de notre relation avec Dieu.

Elle nous permet d'être en conformité selon les principes divins afin d'accomplir ce qui lui est agréable.

Elle se fait humblement devant Dieu et cela au Nom de Jésus Christ, tout en se prosternant et en s'inclinant en pensées devant la croix de son Fils.

Ensuite on doit réclamer le sang de Jésus Christ qui a coulé lors du sacrifice suprême à la Croix au Mont Golgotha pour nous laver et purifié de tous nos péchés, impuretés et négativités.

La repentance ne doit pas faire l'objet de déclarations à répétition ou en boucle inutilement. Elle doit se faire au moment où l'on suit la procédure de la positivité décrite dans ce livre.

Toutefois, hormis les méthodes de la positivité, la repentance doit être faite à tout moment que l'on pèche.

Si l'on se sent en conformité avec Dieu, la repentance n'a pas sa raison d'être.

H. L'invitation de Jésus Christ dans sa vie

Voici, je me tiens à la porte, et je frappe. Si quelqu'un entend ma voix et ouvre la porte, j'entrerai chez lui, je souperai avec lui, et lui avec moi (Ap.3 :20).

Jésus Christ est l'Unique voie et le Seul chemin qui nous mène au ciel.

Il est Celui qui est venu sauver toute l'humanité.

Et, pour hériter de ce salut, l'une des conditions primordiales *c'est de l'inviter dans notre vie* pour qu'Il puisse nous aider à vivre selon les principes divins.

En venant dans notre vie, il vient avec l'Esprit Saint qui nous conduit dans toutes les voies justes de Dieu, car seuls, nous ne pouvons rien faire.

Cette invitation ne peut se faire qu'une seule fois ou être renouvelée quand on se sent éloigner de Dieu et qu'on veut renouveler son alliance avec Jésus Christ.

Mais, on peut toutefois inviter le Seigneur Jésus à venir marcher avec nous et nous assister en tout.

I. Le sacrifice suprême à la croix

En acceptant de mourir à la croix, Jésus Christ a accompli un acte de sacrifice suprême.

En allant dans la profondeur de ce sacrifice, on découvre qu'Il a payé toutes les dettes spirituelles (servitudes, emprises maléfiques, échecs…) qui nous liaient. Cela est rendu possible par notre attitude positive de croyance face à cela.

C'est une base sur laquelle doit se reposer la source de notre réussite et succès.

En exemple, une personne criblée de dettes ne peut pas circuler ou exercer ses activités dans la vie de peur que ses créanciers mettent la main sur lui. Mais, si quelqu'un de bonne volonté lui paie toutes ces dettes, il peut à nouveau circuler gaillardement partout avec assurance parce qu'il a cru au paiement de ses dettes et se sent désormais libre.

C'est une attitude positive qu'on doit adopter c'est-à-dire d'homme libre par ce sacrifice suprême afin d'hériter d'un bon résultat de celui-ci.

J. La discipline

La discipline est un ensemble de règles que l'on doit respecter ou une conduite que l'on s'oblige à respecter.

Pour arriver à atteindre un but ou un objectif en général et des techniques de la positivité en particulier, il vous faudrait vous appliquer une discipline personnelle.

K. La vision

Une vision est une projection de ce que l'on aimera accomplir ou devenir. En d'autres termes, on parlera d'un objectif qu'on souhaitera ou désirera atteindre par rapport à un projet donné.

L. La pensée

La pensée, c'est ce qu'on a dans l'âme quand on réfléchit. Dans notre corps physique, elle se situe au niveau de la tête et du cœur.

Elle est une réflexion et une imagination que l'on émet au fond de soi.

Elle doit être en harmonie avec les déclarations positives faites par notre bouche et la foi qui a pour base le cœur.

Quand on pense positivement, la solution n'est pas loin de nous mais quand on pense négativement, les problèmes pourront surgir à tout moment.

1. *La pensée positive*

La pensée positive est une réflexion et une imagination que l'on émet dans le bon sens.

Elle est une manière de projeter au fond de nous, ce qui est constructif, vrai et certain.

En temps normal, une personne qui a toujours des pensées positives ne pourra jamais être atteinte par des maladies psychosomatiques ou schizophréniques ou celles d'estomac liées aux pensées, parce que ses pensées positives produisent des bonnes énergies dans son corps.

Principes de la pensée positive

Pour avoir une bonne solution par les pensées positives, il vous faudrait obéir à un certain nombre de principes :

- Choisissez un bon milieu ;
- Restez dans le calme ;
- Vider votre tête de toutes sortes de pensées négatives ou qui perturbent ;
- Projetez vos pensées dans la positivité de ce que vous voulez devenir ou faire ;
- Restez connecter dans un sentiment et état de victoire que produisent cet état de positivité.

Faites cela en permanence jusqu'au résultat final de votre objectif et cette habitude deviendra en vous une seconde nature.

Les réalisations vont progressivement se matérialiser physiquement et la victoire y est rendue certaine par la persévérance.

2. *La pensée négative*

La pensée négative est le contraire de la pensée positive. C'est une forme de pensée caractérisée dans un mauvais sens.

Une personne qui veut vivre une véritable vie heureuse, ne doit jamais émettre ces genres de pensées car elles tendent à la destruction.

M. La parole

La parole est la capacité de communiquer. Cette communication peut être faite par un individu à un autre, soit à quelque chose ou soit directement à son destin. C'est pourquoi il faut toujours veiller sur tout ce qui sort de sa bouche.

1. *La parole positive*

Une parole positive prononcée sur sa vie est accompagnée par un effet bénéfice sur celle-ci. Elle donne la possibilité aux forces divines du monde spirituel telles que les anges commandés par Dieu d'agir en conséquences.

2. *La parole négative*

Une parole négative prononcée sur sa vie est accompagnée par un effet *maléfique* sur celle-ci. Elle donne la possibilité aux forces du mal du monde spirituel d'agir en conséquences.

N. La déclaration

Dans notre contexte, une déclaration est une réclamation en parole ou un vœu que l'on fait à répétition jusqu'à l'obtention d'un résultat voulu.

A force de faire à répétition une déclaration, celle-ci tend à prendre possession en nous.

Elle permet à notre corps d'adopter une attitude liée à celle-ci.

Faire une déclaration ne nécessite pas de crier pour que tout le monde soit au courant de votre initiative mais de parler à voix basse ou même de murmurer quand vous êtes en présence des gens.

Par contre, vous pouvez hausser un peu de voix quand vous vous retrouvez seul.

Elle doit être liée avec ce qu'on a projeté positivement dans les pensées.

1. *La déclaration positive*

La déclaration positive est une réclamation, un vœu ou une confession positif que l'on fait personnellement ou en groupe afin d'atteindre un but ou objectif défini.

2. *La déclaration négative*

La déclaration négative est une réclamation, un vœu ou une confession *négatif* que l'on fait personnellement ou en groupe pour atteindre un but ou objectif malséant.

Elle n'apporte que le malheur en finalité.

Si vous utilisez des déclarations négatives pour nuire à autrui, sachez-le que vous allez à tout prix subir les conséquences purement négatives et en récolter les frais.

O. La foi

La foi est la ferme assurance des choses qu'on espère, une démonstration de celle qu'on ne voit pas (He 11 :1).

Je vous le dis en vérité, si quelqu'un dit à cette montagne : ôte-toi de là et jette-toi dans la mer et ne doute point en son cœur, mais croit que ce qu'il dit arrive, il le verra s'accomplir (Marc 11 :23).

Avec la foi, on peut ramener à la vie une chose qui est morte.

1. *Foi positive ou bonne foi*

Pour arriver à avoir une bonne foi, il faut demeurer ferme et serein dans son cœur et dans ses pensées positives.

Si l'on se laisse envahir par la peur, la crainte et les négativités, on ne pourra jamais avoir un résultat qu'on s'y attend.

Nos pensées doivent rester dans le cadre des principes divins c'est-à-dire orienter vers une vie normale et glorieuse.

Nos pensées positives doivent être liées avec notre foi. Les deux sont obligés de travailler ensemble puisque quand on a des pensées positives, on doit les soutenir par la foi. Les déclarations positives viennent seulement les appuyer.

Pour cela, il faut :

a. *Croire à :*
  - Ce que l'on a projeté dans ses pensées ;
  - Ce qu'on a confessé.
b. *Vivre dans cet état de positivité tous les jours* jusqu'à son accomplissement.

2. *Foi négative ou mauvaise foi*

Une foi négative ou mauvaise foi est celle qui tend à croire dans le mauvais sens, à accepter la négativité et à la porter en soi. Si l'on pense négatif dans sa manière de vivre, on va sombrer dans des problèmes et la souffrance.

On doit noter que notre foi a des limites car il est impossible de prétendre avoir une foi qui va détrôner Dieu ou qui va vous faire transformer en un ange de Dieu, c'est de la fiction ou des fables.

Si l'on veut utiliser la foi pour accomplir des actes odieux et pour nuire à autrui, sachez-le que, vous allez récolter les fruits négatifs en résultat, vous risquerez aussi, un jour de vous retrouver en prison ou dans un malheur qui ne dit pas son nom.

Mais, si vous utilisez la foi dans un bon sens, vous en récolterez des bons fruits voire même à long terme.

P. L'incrédulité

L'incrédulité est le contraire de la foi. Elle est souvent à la base des échecs dans la spiritualité et dans la vie physique. C'est le refus de croire et le fait d'avoir les doutes.

Quand on vit dans le scepticisme (attitude d'une personne qui doute et qui n'adopte aucune croyance), on ne peut jamais vivre une vie positive voulue.

Q. Réussir par les techniques de la pensée, la déclaration et la foi positive

Vous avez une initiative.

Vous ignorez qu'il existe des pesanteurs négatives qui, quelques fois, vont vous plonger dans l'incertitude de votre réussite.

Des situations vont surgir avec une influence négative pour vous entrainer dans des sentiments d'échec.

Qu'advienne que pourra, ne vous laissez jamais être dépassés ou encore être dominés par ces événements mais :

- *Pensez toujours positif* ;
- Confessez votre situation en positivité ;
- *Maintenez-vous toujours dans votre état victorieux par la foi*, même si cela n'est pas encore visible à l'œil nu.

Mais, par-dessus tout cela, il est très important d'être dans un état de pureté et d'harmonie avec Dieu qui vous appui et accompli en tout cela.

R. L'échec

L'échec est le fait qu'on a pas réussi à quelque chose c'est-à-dire, qu'on a échoué, on a raté d'atteindre ses buts.

C'est le fait d'échouer dans les efforts consentis à acquérir quelque chose, un revers ou dommage qu'on peut subir en ratant un avantage qui s'est présenté à soi.

Dans la plupart des cas, il est le résultat d'un travail mal préparer.

Si l'on n'est pas fort moralement au moment où l'on subit un échec marquant ou à répétition, on laisse s'installer le découragement et des soucis de tout genre qui nous poussent à avoir toutes sortes d'imagination négatives. On risque d'attirer la dépression, une maladie psychosomatique ou subir autres conséquences.

Quand il y a un échec, on ne doit pas baisser les bras mais on doit chercher à localiser la source de celui-ci afin qu'on le surmonte et que l'on ne retombe plus dans un autre échec.

Les échecs ont plusieurs sources tant physiques que spirituelles.

Les sources spirituelles :

- Les pratiques fétichistes, sorcelleriques ou magiques ;
- Les pesanteurs négatives ;
- Des liens négatifs de famille ;
- Des envoutements ;
- Les enchantements ;
- …

Les sources physiques :

- La négativité ;
- La peur ;
- La crainte de perdre ;
- Le manque de soutien ;
- Les maladies ;
- La négligence ;
- L'idiotie ;
- Le suivisme ;
- …

Quand vous êtes confrontés à des sources négatives, il serait mieux pour vous de rechercher votre délivrance dans une église étant dans la vérité, tout en étant dans un esprit de positivité pour que vous soyez à hauteur de vous en sortir.

Mais, en toute évidence, gardez votre positivité, malgré votre situation précaire et vous risquerez d'être surpris par un bon résultat.

S.   Les obstacles

Un obstacle est une chose qui fait barrière entre vous et ce que vous désirez obtenir ou accéder.

Il vous empêche de passer ou vous gêne le passage.

Par exemple en amour, il n'est pas facile de vivre une relation sentimentale sans pour autant être confronté à certains obstacles tels que les stress, les déceptions, le manque d'argent, les difficultés multiples...

On peut constituer aussi un obstacle contre soi en négligeant d'accomplir ses décisions ou initiatives personnellement prises.

T. Les acquis

Dans ce contexte, un acquis est le résultat que l'on obtient après avoir passé une épreuve ou toute une série d'épreuves.

U. Les exemples des témoignages poignants

Les exemples des témoignages poignants encouragent le lecteur à fortifier sa foi dans ce qu'il veut entreprendre.

III. COMMENT REUSSIR ET AVOIR DU SUCCES ?

Pour réussir et avoir du succès *dans la guérison,* il vous faudrait suivre ce schema :

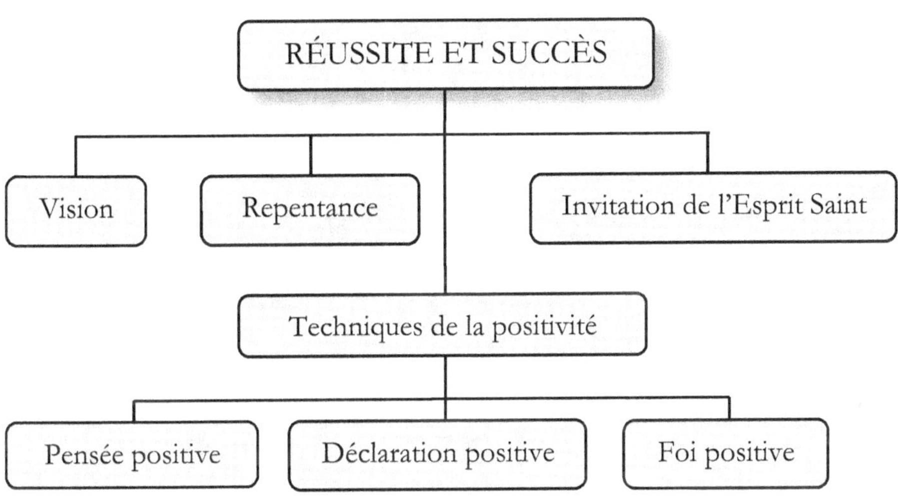

Tous ces éléments sont capitaux, très liés et très utiles pour réussir.

Les Saintes écritures nous révèlent quelque chose de très très capital.

Elles nous informent et confirment que Jésus Christ a fait couler son sang lors de sa mort à la croix pour nous rendre libre. Il a payé le prix de toutes les dettes spirituelles qui nous liaient.

Ce prix doit être la base de notre positivité. On doit penser, confesser et croire sur la base de la victoire qu'a produit ce sacrifice suprême à la croix.

Plusieurs ont obtenu la victoire et vivent une vie heureuse grâce à cette attitude positive.

A. La guérison

1. Définition

La guérison n'est autre que le recouvrement de la santé.

2. Pourquoi la guérison ?

La guérison permet à un être d'être en bonne santé.

L'être humain ne peut se mouvoir s'il est en mauvaise santé.

La guérison n'intervient que quand la maladie sévit. Elle ne peut se manifestée par elle-même à moins qu'on la fasse appel par l'intermédiaire des produits pharmaceutiques ou par une simple gracieuse intervention de la part de Dieu.

La guérison auprès d'un charlatan apporte toujours des conséquences dans la vie d'une personne se sentant malade. Au lieu de la guérison, celui-ci lui inculque encore d'autres choses dans son corps qui pourront dans un avenir proche se déclencher négativement.

Pour avoir une bonne guérison, il ne faudrait jamais accorder sa foi en faveur de la maladie mais en faveur de la guérison.

3. Préparatifs des techniques de la positivité

a. La repentance

Démarches à suivre :

- Cherchez un endroit où vous serez calme ;

- Agenouillez-vous comme vous trouvant devant la croix de Jésus Christ ;

- Soyez concentrés et restez calme un moment en vous souvenant de tous vos péchés ;

- Demandez pardon de tous ces péchés, de tout le mal que vous avez fait à Dieu, à vous et à autrui ;

- Regrettez d'avoir commis les péchés tout en cherchant à les abandonner ;

- Demandez à Dieu que le sang de Jésus Christ qui a coulé à la croix puisse vous purifier de tous vos péchés.

- Sentez-vous libre, d'avoir été écouté par Dieu ;
- Ayez confiance en Dieu qui pardonne suite à votre repentance.

b. *L'invitation de la présence divine ou de l'Esprit Saint dans sa vie*

Démarches de la prière à suivre :

- Seigneur Jésus-Christ, merci de ce que Tu es mort à la croix pour mes péchés et en payant toutes mes dettes par ton sang ;
- Je Te prie de venir habiter dans ma vie afin que je sois sauvé et que j'ai aussi une vie positive, agréable, meilleure et épanouie ;
- Que Ton Esprit Saint me remplisse et me comble en tout de Sa Divine Présence ;
- Seigneur, aide-moi à me débarrasser de tout ce qui est négative afin de vivre une vie heureuse selon les principes divins ;
- Accompagne-moi avec succès et réussite dans ma guérison pour que je sois en tout temps en bonne santé, vainqueur et victorieux, malgré les étapes difficiles qui peuvent se positionner devant moi ;
- Merci Seigneur de m'avoir exaucé ;
- Ainsi soit-il.

4. **Les techniques de la positivité par la pensée, la déclaration et la foi positives**

a. *Les techniques de la positivité par la pensée positive*

Voici les principes :

1. Choisissez un milieu tranquille et calme où vous n'allez pas être dérangés ;
2. Restez calme et soyez concentrés pendant quelques minutes ;
3. Vider ou libérer entièrement votre tête de toutes sortes de pensées négatives ou perturbantes ;
4. Evitez toutes sortes d'influences ou pensées négatives ;
5. Repoussez et oubliez toute autre pensée qui peut interférer dans votre tête ;

6. *Oubliez ce qui peut vous perturber ;*

7. *Ramener vos pensées au niveau de votre cœur ;*

8. Rappelez-vous de ce que Jésus Christ est mort à la croix pour vous afin de payer tous nos prix et vaincre toutes sortes de maladie (corona, sida, cancer, tuberculose, …) ;

9. *Ne pensez aucunement à* un échec de **votre guérison ;**

10. *Souvenez-vous de ce que vous êtes en bonne santé, vainqueur et victorieux en tout, grâce au sacrifice suprême de Jésus Christ à la croix ;*

11. *Pensez que vous êtes certains de retrouver la guérison totale dans votre corps grâce à ce sacrifice suprême ;*

12. Soyez convaincu que par **les meurtrissures de Jésus Christ** vous êtes **guéri** et êtes en très bonne santé ;

13. *Projetez* des pensées positives sur la **guérison de votre corps physique et spirituel ;**

14. Imaginez-vous en train **de vous voir en très bonne santé et en train de vaquer normalement à vos occupations ;**

15. Dites-vous que vous n'êtes pas malade parce que Jésus-Christ, à la croix, s'est fait malédiction et malade à votre place pour que vous soyez toujours et désormais en bonne santé ;

16. *Concentrez-vous* au fond de vous-même en convaincant votre pensée et votre corps de ce que **vous n'êtes pas malade mais en bonne santé ;**

17. *Pensez au fond de vous que ce poids de la maladie et toute sa suite (des douleurs, des vertiges…) se reposent sur Jésus Christ qui les a portés ;*

18. *Respirez au fond et soyez totalement convaincu que tout ce que vous ressentez a été déjà détruit à la croix par Jésus Christ ;*

19. *Soyez certains que votre état maladif n'était que passager ;*

20. Oubliez que vous êtes soi-disant malade ;

21. Pensez déjà aux prochains projets que vous allez pouvoir réaliser avec succès bientôt ;

22. Restez connecter dans cet *état de positivité ;*

23. *Restez en permanence dans votre état victorieux de bonne santé.*

Faites ceci à tout moment pour que cette positivité soit pour vous une seconde nature jusqu'au résultat positif final que vous obtiendrez.

b. *Les techniques de la positivité par la déclaration positive*

Voici comment faire une déclaration positive :

1. *Au nom de Jésus Christ,* je réussi dans ma vie ;
2. *Au nom de Jésus Christ,* je suis guéri ;
3. *Au nom de Jésus Christ,* par les meurtrissures de Jésus Christ je suis guéri ;
4. *Au nom de Jésus Christ,* le sang de Jésus qui a coulé à la croix purifie mon sang, ma santé et ma vie ;
5. *Au nom de Jésus Christ,* je ne suis pas malade j'ai la bonne santé ;
6. *Au nom de Jésus Christ,* tout obstacle, toutes forces négatives et toute personne qui est la source de cette maladie, soit neutralisée elle-même par celle-ci ;
7. *Au nom de Jésus Christ,* que tous ceux qui s'opposent à ma santé soient neutralisés par le sang de Jésus Christ et par la Puissance de Dieu ;
8. *Au nom de Jésus Christ,* que le feu de l'Eternel consume les fétiches, malédictions, les imprécations, les sortilèges et les mauvais sorts qui sont jetés contre moi ;
9. *Au nom de Jésus Christ,* que toute maladie soit à jamais renvoyée à l'auteur ;
10. *Au nom de Jésus Christ,* que toutes sources maléfiques qui s'élèvent contre ma santé et ma vie soit neutralisées dans ma vie et renvoyé contre les auteurs avec effets immédiat et automatique ;
11. *Au nom de Jésus Christ,* que toute maladie soit neutralisée et mise hors d'état de nuire ;
12. *Au nom de Jésus Christ,* Je suis totalement rétabli ;
13. *Au nom de Jésus Christ,* j'ai retrouvé la guérison ;
14. ....

Vous pouvez ajouter d'autres déclarations positives en complément à celles qui sont citées ici et continuer à croire sur tout ce qu'on a confessé de positivité.

Vous pouvez aussi faire des déclarations pour quelqu'un d'autre c'est-à-dire en intercédant pour votre enfant, proche ou quelqu'un que vous désirez voir réussir.

c.   *Les techniques de la positivité par la foi positive*

Croire à ce qu'on a pensé et confessé positivement.

Au fond du cœur, vous devez croire que :

- Vous êtes en bonne santé ;
- Quel que soit ce que vous pouvez ressentir, vous devez croire que vous êtes en bonne santé et que cette maladie a sa place dans la défaite à la croix de Jésus Christ ;
- Vous êtes appelés à être en bonne santé ;
- C'est jésus christ qui est malade dans votre corps et non vous-même parce qu'il l'a porté à la croix ;
- Vous n'avez aucune charge de maladie sur vous et que tout ce que vous ressentez ne sont nullement destinés à vous mais c'est à Jésus Christ qui les a tous vaincus et écrasés à la croix il y a de cela plus de 2000 ans ;
- Votre foi agit en faveur de votre guérison ou bonne santé et non en faveur de la maladie.

5.   Les acquis après une guérison

Les acquis dans la guérison sont les suivants :

- Vous avez retrouvé votre bonne santé ;
- La maladie a été mise hors d'état de nuire ;
- Les forces du mal qui peuvent être derrière cette maladie sont mises hors d'état de nuire ;
- Vous avez découvert que vous n'êtes plus jamais malade parce que Jésus Christ à vaincu toutes les maladies à la croix ;
- Vous avez découvert que vous pouvez vous nettoyer spirituellement par le sang de Jésus Christ qui a coulé à la croix ;

- …

6. Exemples de témoignages poignant

- **La femme guérit de sa perte de sang (Marc 5 :26-34)**

Elle avait beaucoup souffert entre les mains de plusieurs médecins, elle avait dépensé tout ce qu'elle possédait, et elle n'avait éprouvé aucun soulagement, mais était allée plutôt en empirant.

Ayant entendu parler de Jésus, elle vint dans la foule par derrière, et toucha son vêtement.

Car elle disait : Si je puis seulement toucher ses vêtements, je serai guérie.

Au même instant la perte de sang s'arrêta, et elle sentit dans son corps qu'elle était guérie de son mal.

Jésus connut aussitôt en lui-même qu'une force était sortie de lui ; et, se retournant au milieu de la foule, il dit : Qui a touché mes vêtements ?

Ses disciples lui dirent : Tu vois la foule qui te presse, et tu dis : Qui m'a touché ?

Et il regardait autour de lui, pour voir celle qui avait fait cela.

La femme, effrayée et tremblante, sachant ce qui s'était passé en elle, vint se jeter à ses pieds, et lui dit toute la vérité.

Mais Jésus lui dit : Ma fille, **ta foi t'a sauvée** ; va en paix, et sois guérie de ton mal.

- **Monsieur Gustin guéri miraculeusement de la maladie**

Monsieur Guistin un sexagénaire tomba malade. Il souffrit longtemps.

Rien ne fut découvert dans ses examens médicaux. Les inquiétudes et les mauvaises pensées l'envahirent car se disait-il, qu'adviendrait sa famille sans lui, s'il venait à mourir.

Sa situation sanitaire devint de plus en plus difficile.

Un jour il rencontra à qui il expliqua sa situation sanitaire.

Celui-ci après l'avoir écouté attentivement, il l'exhorta sur la foi positive.

Cette personne lui expliqua les bienfaits de la positivité.

Elle lui demanda de ne plus accorder la foi en faveur de la maladie pour accompagner celle-ci mais en faveur de la foi positive sur sa guérison et sa santé.

Elle lui parla de l'objectif de la mort de Jésus Christ à la croix et la puissance qui se trouve dans le Nom de Jésus Christ.

Il lui demanda de ne plus croire qu'il est malade mais il doit comprendre qu'il est appelé à vivre longtemps. Et que par les meurtrissures de Jésus il est guéri.

Il doit éliminer de sa tête, toutes sortes de négativité liées à sa santé et avoir en tête qu'il est en bonne santé.

Il doit confesser la positivité et il doit croire à cela.

Il doit déclarer qu'il n'est pas malade, qu'il est en bonne santé et doit se comporter comme une personne qui n'était pas malade.

C'est ce qu'il commença à faire.

Il devenait de plus en plus joyeux au fond de lui.

Le fait qu'il avait fait encrer dans sa tête la positivité, à déclarer la positivité et à croire en positivité, il commença à oublier qu'il était malade.

Résultat

Après quelques jours, il commença à se sentir de mieux en mieux.

Un jour, il se leva et alla faire ses courses. C'est sur son chemin de retour qu'il se rappela que certains malaises qu'il ressentait avaient disparu.

Il avait compris que son plus grand problème était sa manière de penser et de croire.

Il comprit les bienfaits de la positivité sur sa vie.

En fin de compte, il retrouva la santé en quelque temps parce qu'il s'y était investi totalement.e.

.

CONCLUSION

Plusieurs ont compris le vrai sens de la positivité et ont obtenu des bons résultats grâce à ces techniques de la positivité.

Les techniques de la positivité ne sont ni de la magie, ni du fétichisme mais une réalité que Jésus Christ Lui-même nous a laissé.

Pour que nous obtenions des résultats positifs, il faudrait prendre une décision ferme, faire un pas et ces techniques vont nous appuyer pour arriver au bout de nos besoins exprimés.

On ne peut pas rester paresseux et pratiquer ces techniques, parce qu'on n'obtiendra rien au final car ce n'est pas des pratiques occultistes mais un mode naturel de vie lié aux principes divins.

"Le succès n'est que momentané tandis que la réussite est durable".

Auteur du livre

Jonathan Mac est un écrivain qui écrit plusieurs livres dans divers domaines.

C'est en acceptant Christ dans sa vie qu'il réalisa la grandeur de Dieu sur toute l'humanité.

Il vécut plusieurs expériences dans sa vie qui ont fait qu'après avoir expérimenté la puissance de la positivité, il a souhaité mettre cela à disposition de tout un chacun afin de parvenir à une vie comblée et épanoui dans les domaines ciblés dans la vie de tout un chacun.

Cette série de livres de la positivité par la pensée, la déclaration et la foi précédée par la repentance devant Dieu a été traduite en plusieurs langues.

Vous pouvez commander les livres soit en version électronique sur le web ou soit en version papier.

Vous pouvez contacter l'auteur par ce courriel : positive@zak-collections.com.

Bibliographie

Cette série de livres fait partie de la catégorie des livres spirituels (LS) de Zak-collections.

C'est à compter du mois d'avril 2021 que des livres en version électronique ou e-book et des livres brochés sont mis à disposition du grand public sur le web.

Série de livres sur *l'incroyable secret de la réussite et du succès* est parue en plusieurs langues depuis le mois d'avril 2021:

- *L'incroyable secret de la réussite et du succès **1** par les techniques de la pensée, la déclaration et la foi positives dans* **les études et formations** ;

- *L'incroyable secret de la réussite et du succès **2** par les techniques de la pensée, la déclaration et la foi positives dans* **les examens et concours** ;

- *L'incroyable secret de la réussite et du succès **3** par les techniques de la pensée, la déclaration et la foi positives dans* **la recherche d'un bon emploi ou d'un travail responsable** ;

- *L'incroyable secret de la réussite et du succès **4** par les techniques de la pensée, la déclaration et la foi positives dans* **la gestion d'un projet** ;

- *L'incroyable secret de la réussite et du succès **5** par les techniques de la pensée, la déclaration et la foi positives dans* le **commerce et le monde des affaires** ;

- *L'incroyable secret de la réussite et du succès **6** par les techniques de la pensée, la déclaration et la foi positives dans* **la recherche d'un bon partenaire sentimental** ;

- *L'incroyable secret de la réussite et du succès **7** par les techniques de la pensée, la déclaration et la foi positives pour* **une meilleure vie en couple dans les fiançailles** ;

- *L'incroyable secret de la réussite et du succès **8** par les techniques de la pensée, la déclaration et la foi positives dans* **les préparatifs et la célébration d'un mariage** ;

- *L'incroyable secret de la réussite et du succès **9** par les techniques de la pensée, la déclaration et la foi positives pour **une** vie de foyer comblé et épanoui* ;

- *L'incroyable secret de la réussite et du succès **10** par les techniques de la pensée, la déclaration et la foi positives dans* **la guérison**.

D'autres livres sont en cours de parutions.

Pour plus d'informations, veuillez visiter le site : www.zak-collections.com

Référence

- *La Sainte Bible version Louis Segond.*

www.ingramcontent.com/pod-product-compliance
Lightning Source LLC
Chambersburg PA
CBHW071003250726

48663CB00002B/356